# 지남력



1. 나의 이름은 무엇인가요?

2. 나의 장점은 무엇인가요?

3. 나의 나이는 몇 살인가요?

4. 네 친구 이름은 무엇인가요?

5. 나의 전화번호는?

6. 가장 보고 싶은 사람은 누구인가요?

# 계산력

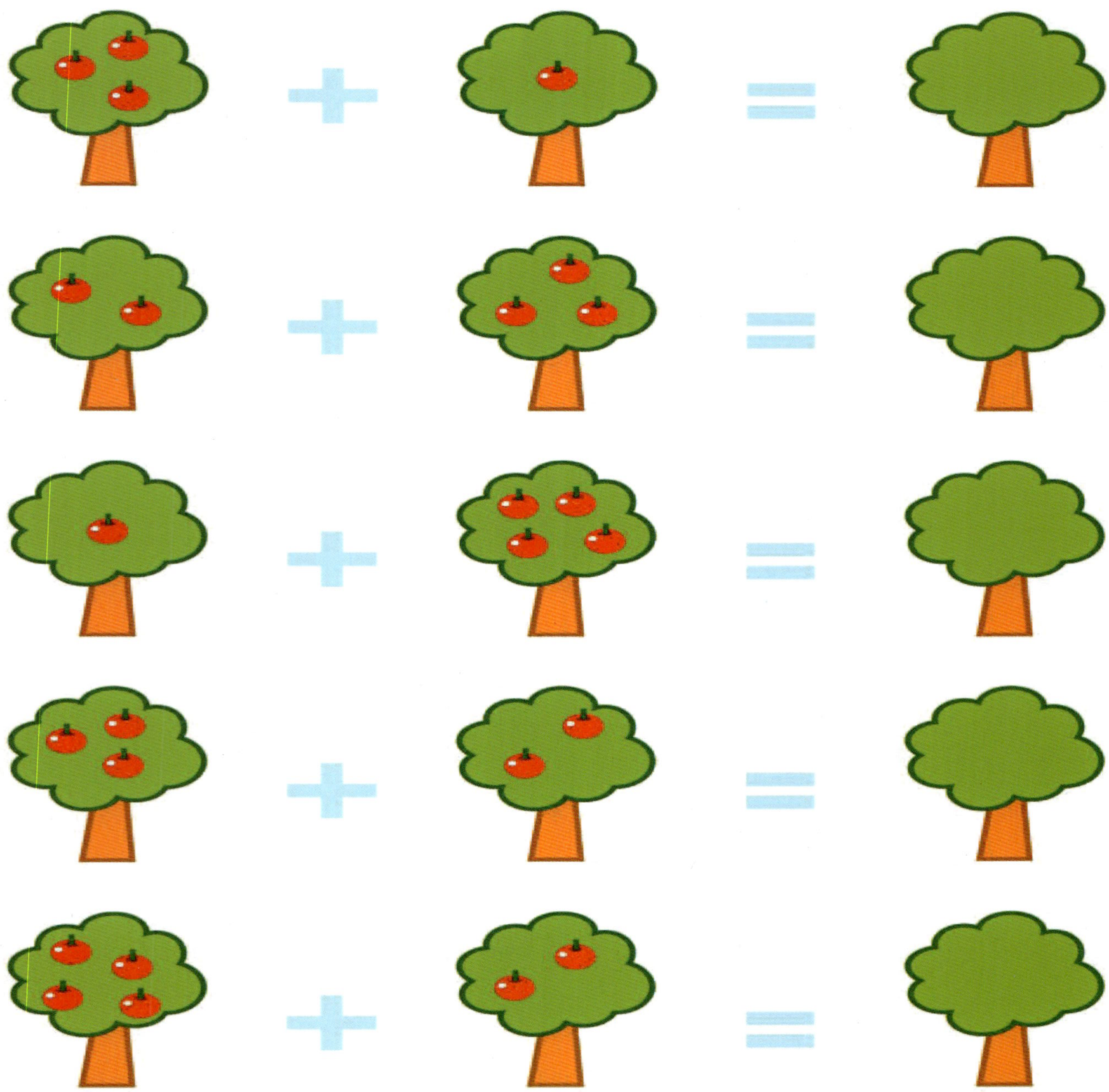

# 치매예방 학습지

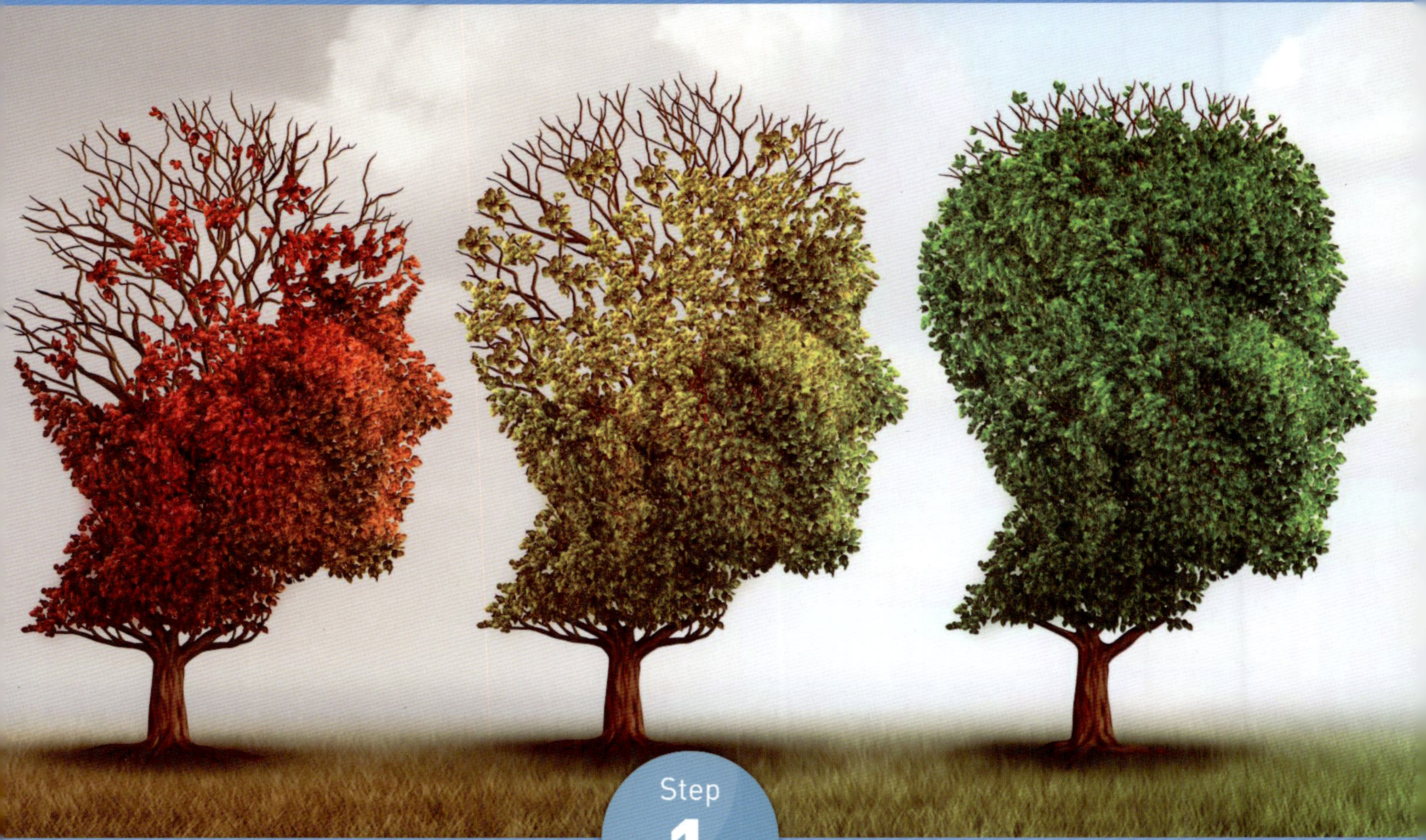

Step 1

정다운교육연구소 / 오순환 지음

휴 먼 북 스

# 기억력

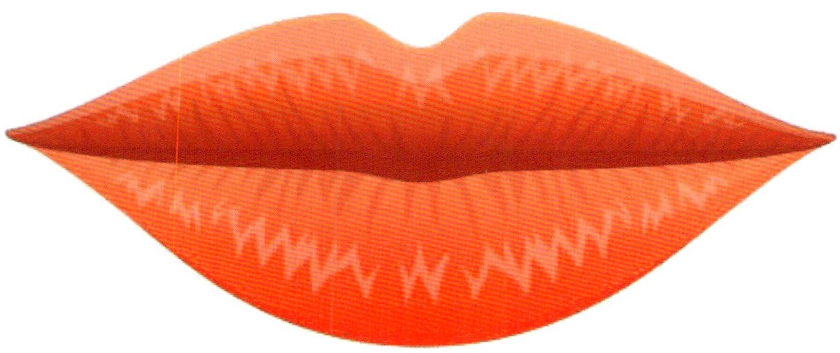

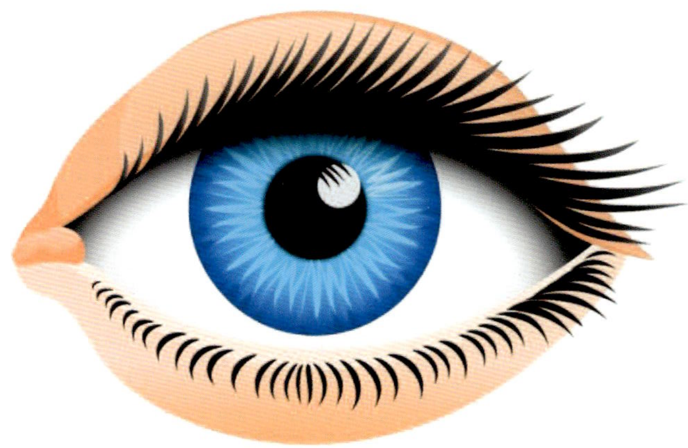

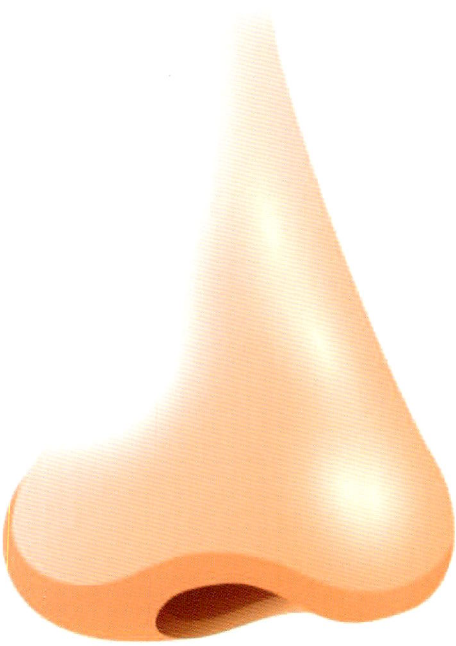

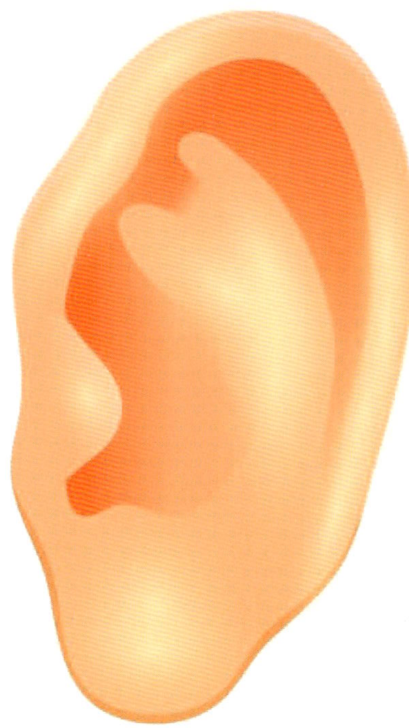

# 시지각력

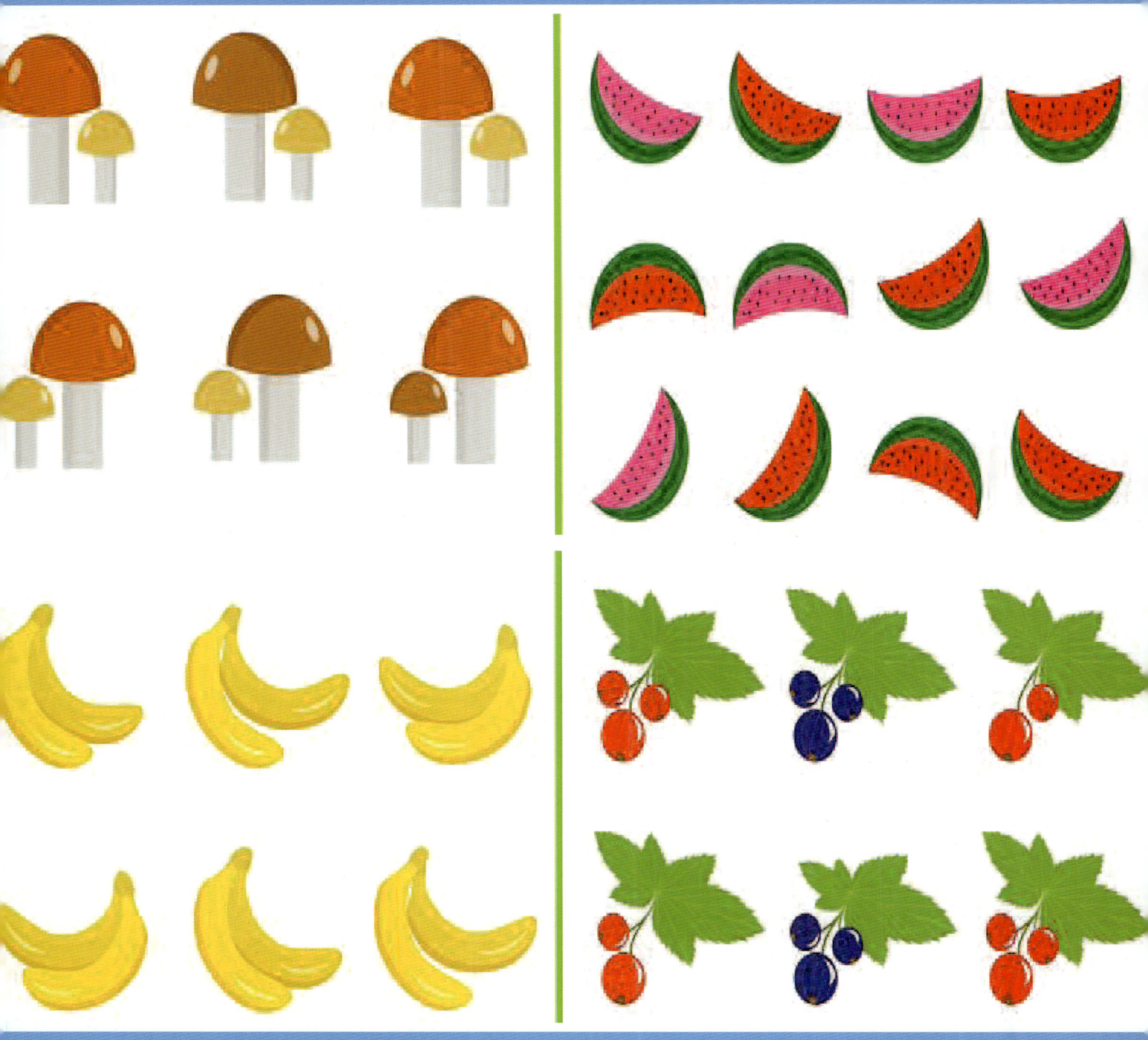

# 집중력

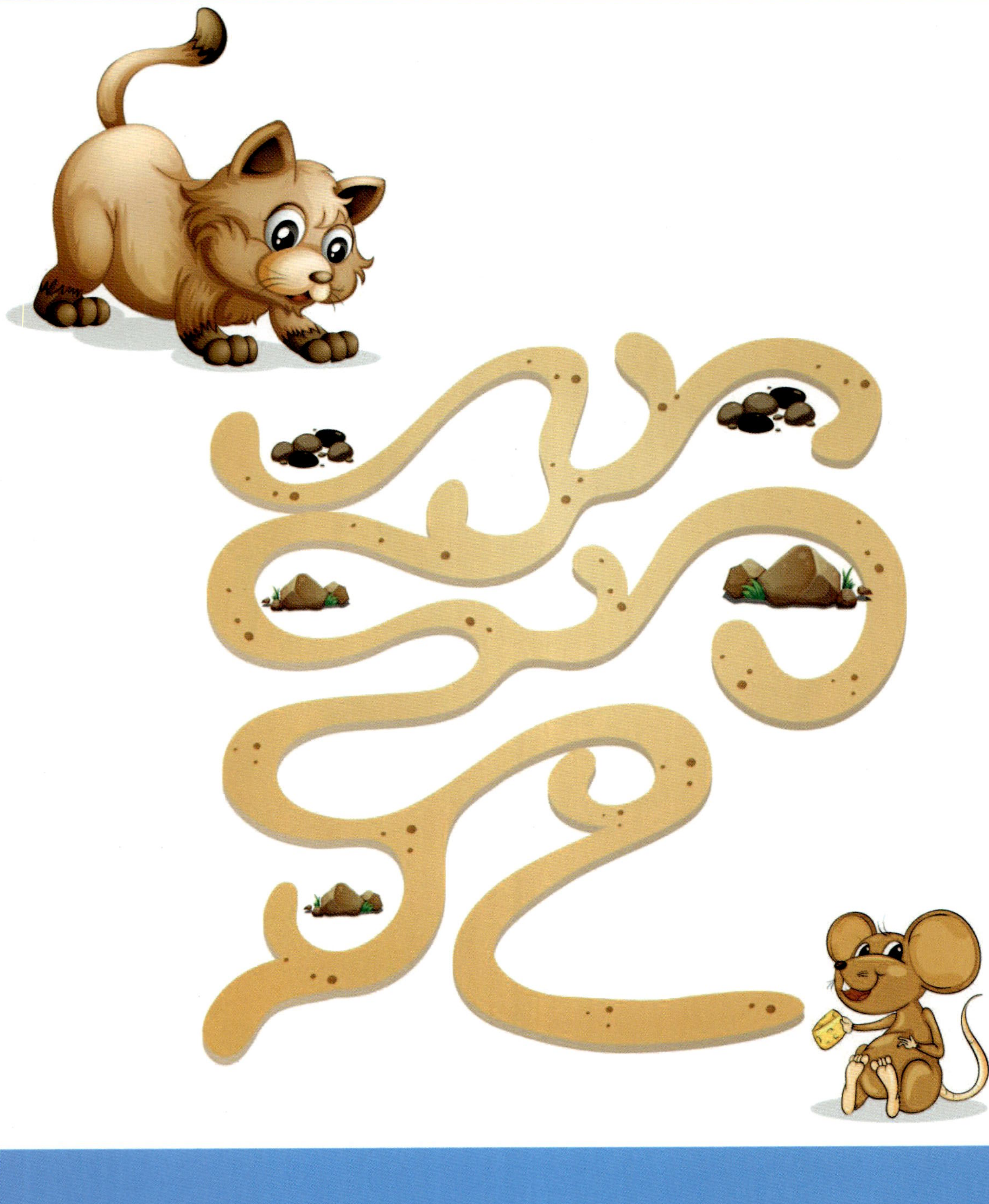

# 시공간력

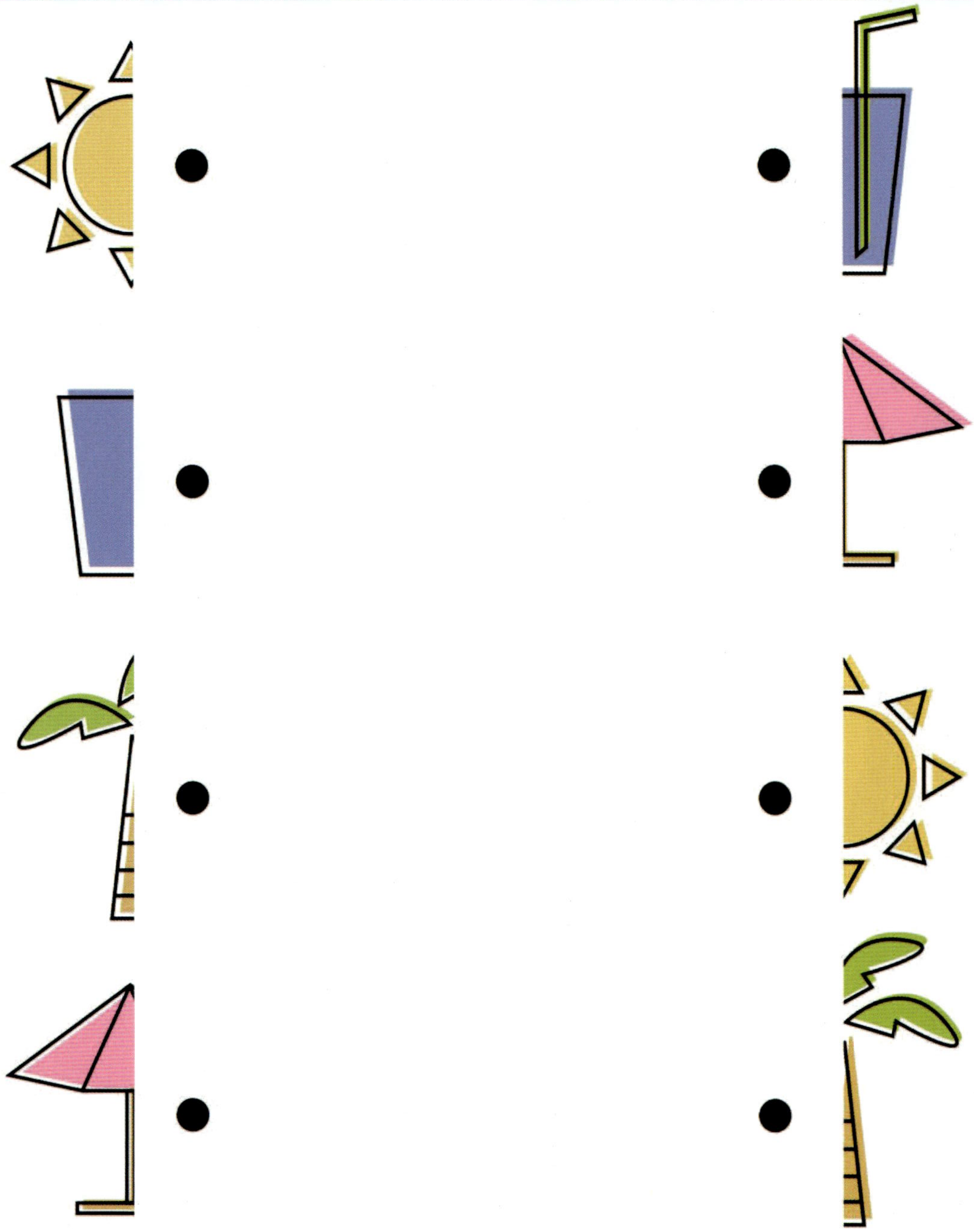

# 판단력

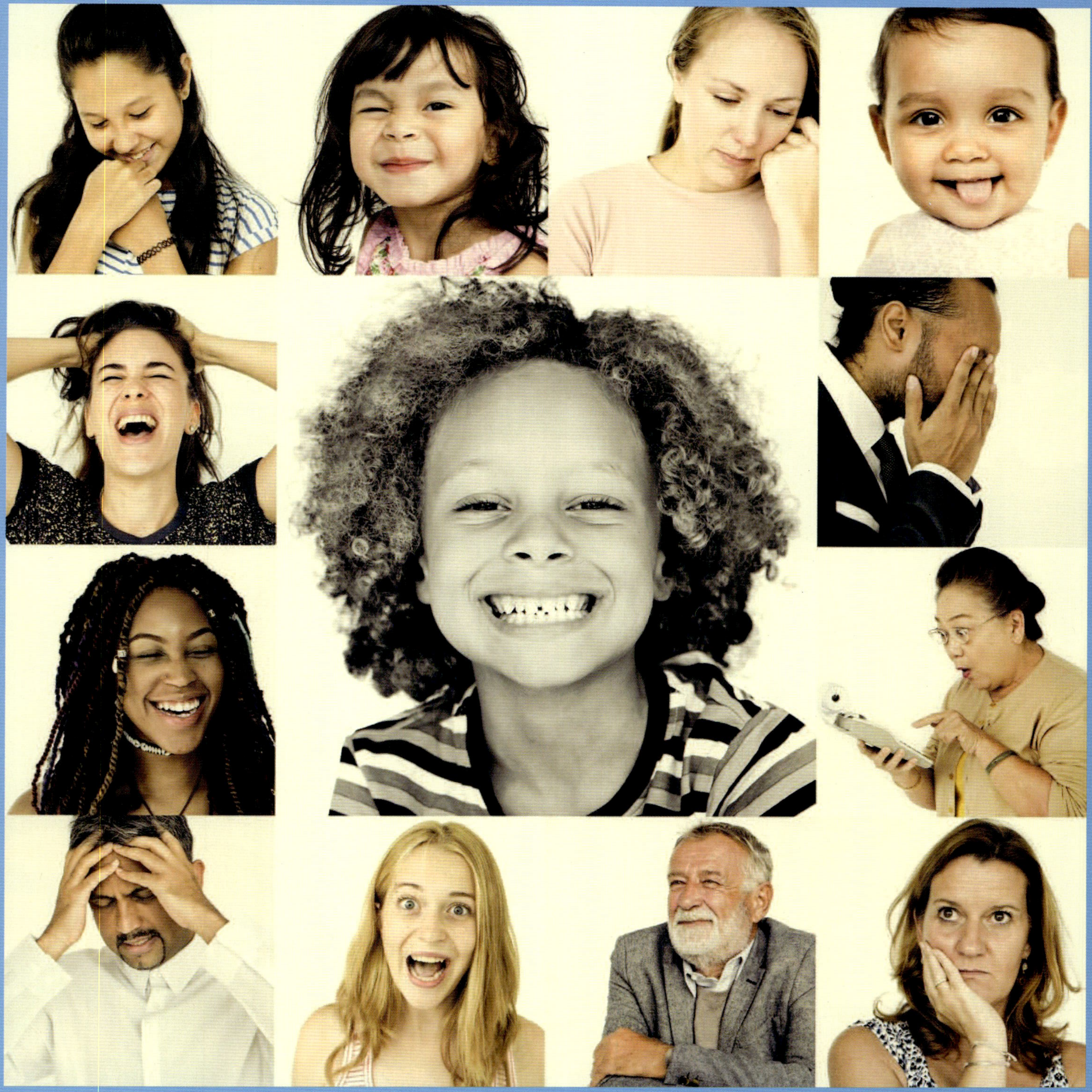

# 색칠하기

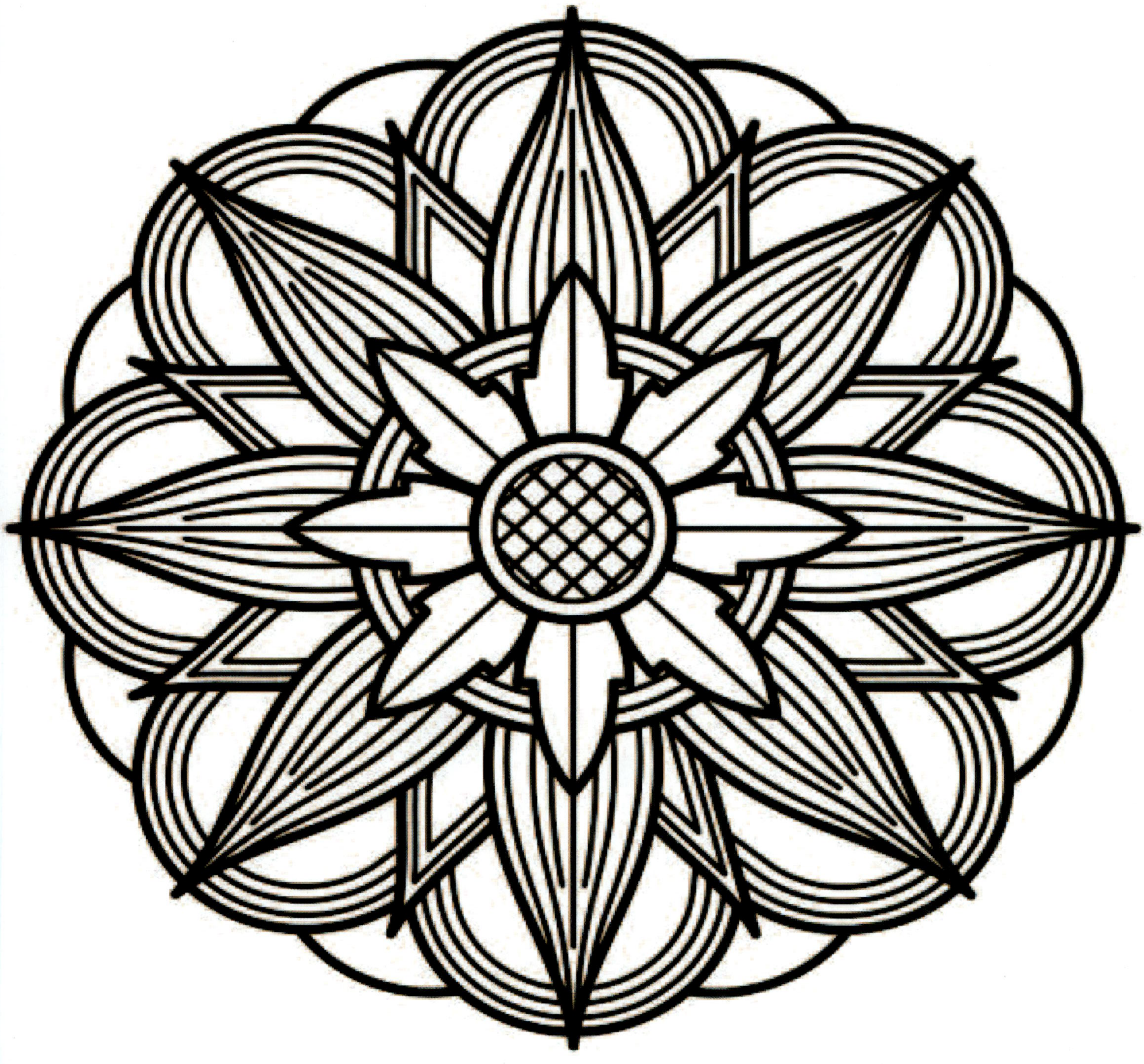

# 종이접기

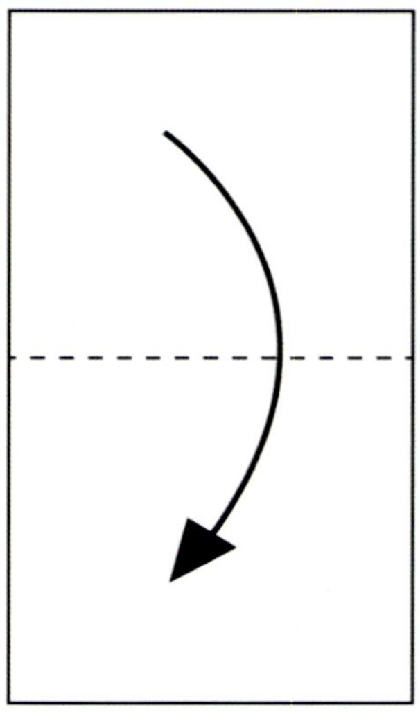

1

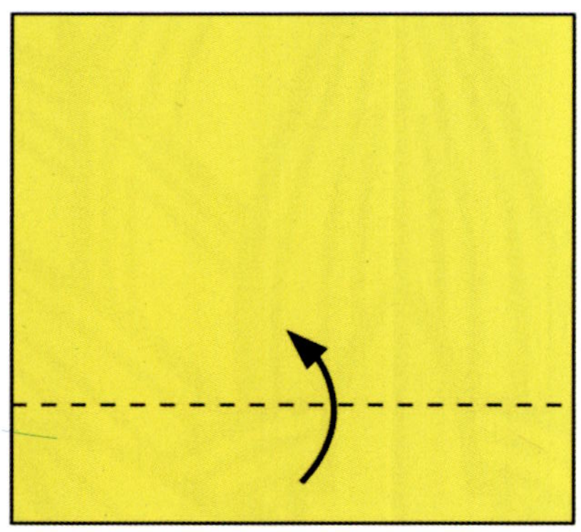

2

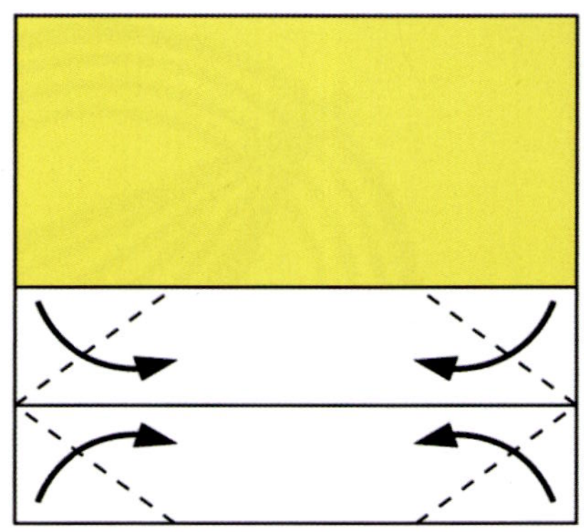

3

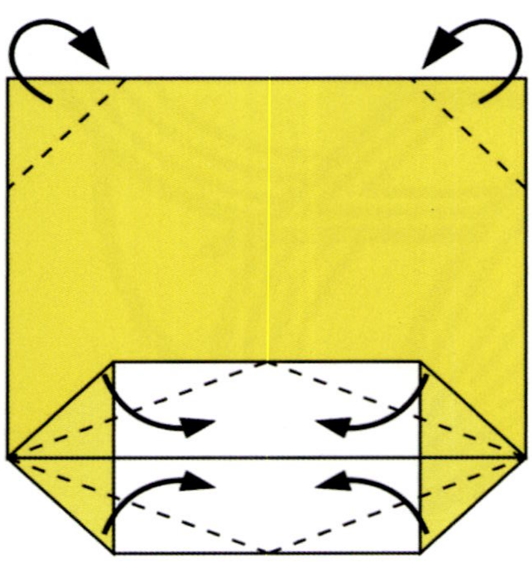

4

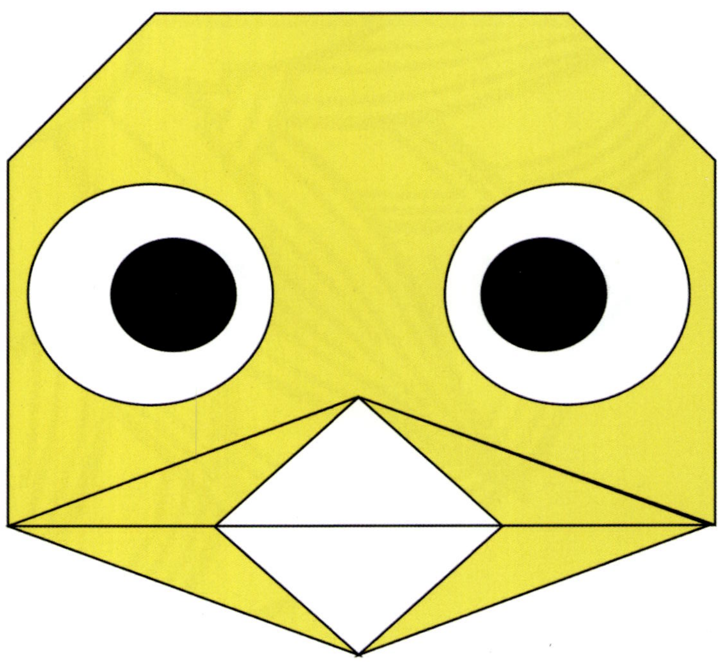

5

# 그리기

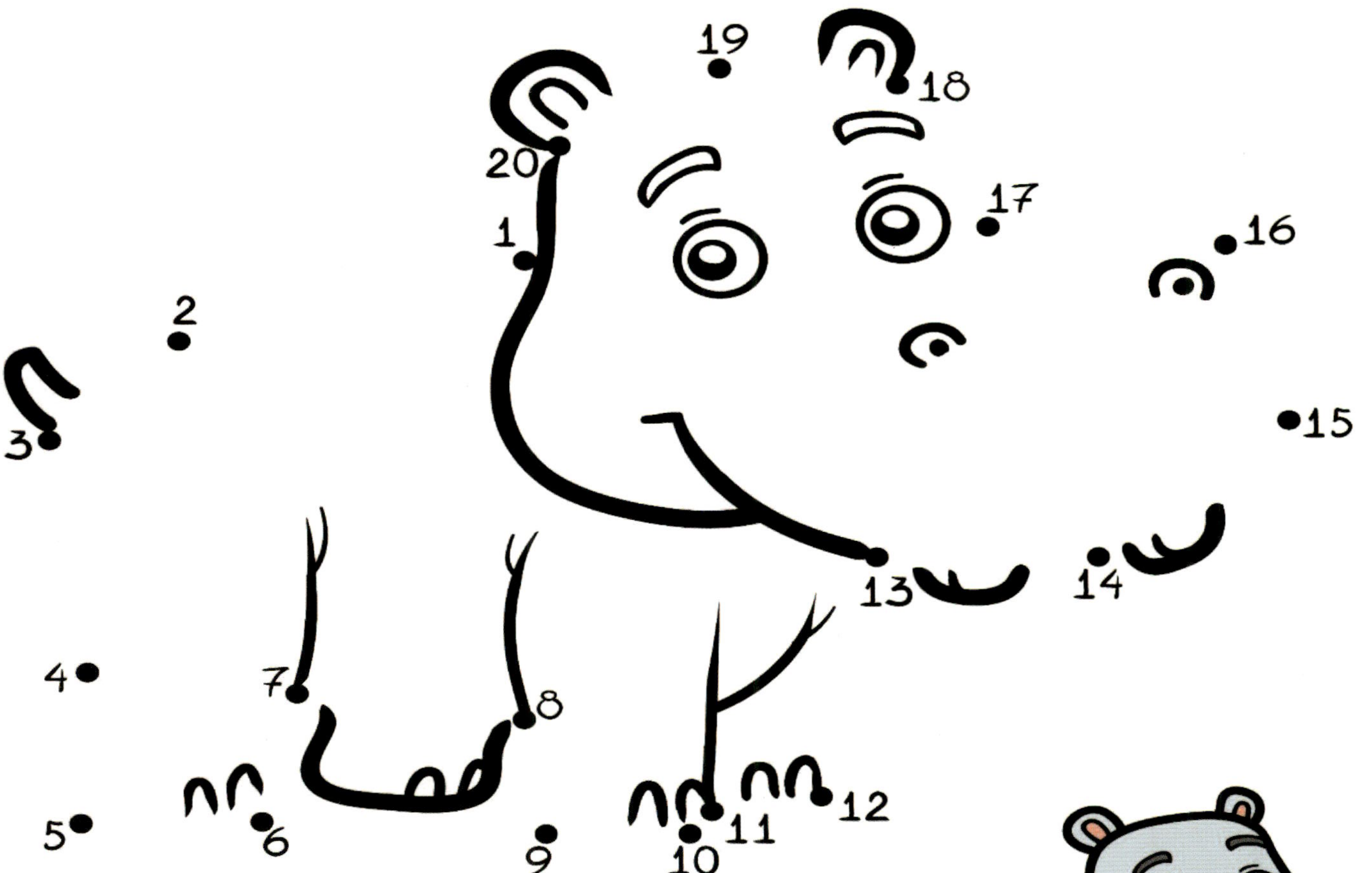


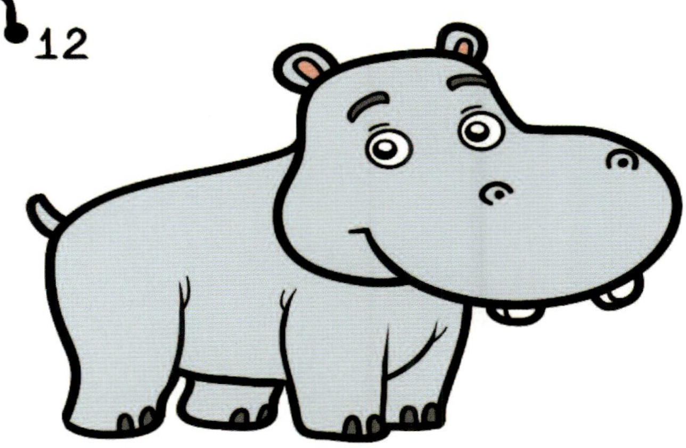

# 정다운교육연구소

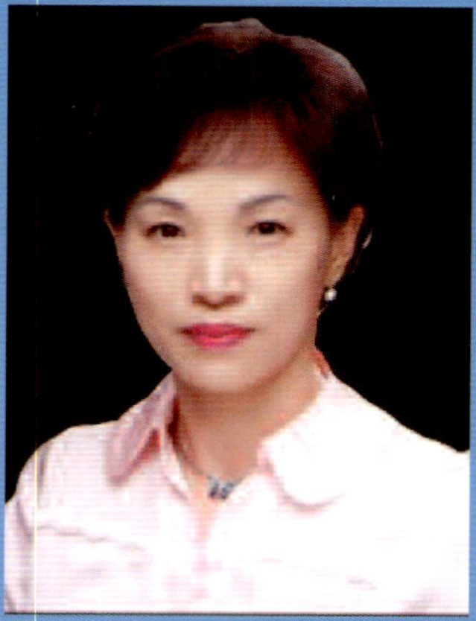

## 오순환

저자는 초당대학교 호텔조리과학부 졸업하고, 한성대학원에서 호텔관광외식경영학석사를 졸업하고, 광운대학교 대학원 실감융합콘텐츠학과 박사과정에 재학 중이다. 국제조리사관직업전문학교 학장으로 조리분야 전문가와 학위 과정을 운영하고 있으며, 노인들과 치매환자를 위한 영양식단을 개발하여 보급하고 있다. 또한 국제평생교육원 원장으로서 다양한 전문가 과정을 운영하고 있으며, 일자리를 창출하고 있고, 인천노인케이신문의 발행인으로 노인 복지관련 사업을 위탁 운영하고 있다. 그리고 정다운교육연구소 소장으로서 미래를 선도하는 교육 프로그램을 개발하여 전국적으로 확산하기 위하여 치매 예방을 위한 인지심리 상담 프로그램과 유아부터 노인까지 참여하여 건강과 즐거움을 주는 전통놀이를 이용한 사회체육 프로그램을 개발하여 보급하고 전문가를 양성하고 있다.

치매예방 학습지 1

초판1쇄 인쇄 - 2020년 1월 1일
초판1쇄 발행 - 2020년 1월 1일
지은이 - 오 순 환
펴낸이 - 김 재 호
펴낸곳 - 휴먼북스
서울시 중랑구 숙선옹주로 91, 411-1201
전화 070-8614-6569 / 팩스 070-8614-6569
e-mail : tytyp1@naver.com
등록 - 2018년 09월 13일 제 2018-25호
ISBN 9791190177054 93180

 정가 3,000원

ISBN 979-11-901770-5-4